# RAPPORT

FAIT

## A LA SOCIÉTÉ D'AGRICULTURE DE PARIS,

Dans sa séance publique du 9 avril 1815,

## SUR LE CONCOURS

Des Mémoires et Observations de Médecine
vétérinaire pratique;

Par MM. BOSC, CHASSIRON, DESPLAS,
GIRARD, HUZARD, OLIVIER, TESSIER
et VAUQUELIN.

Suivi du Programme sur ce Concours.

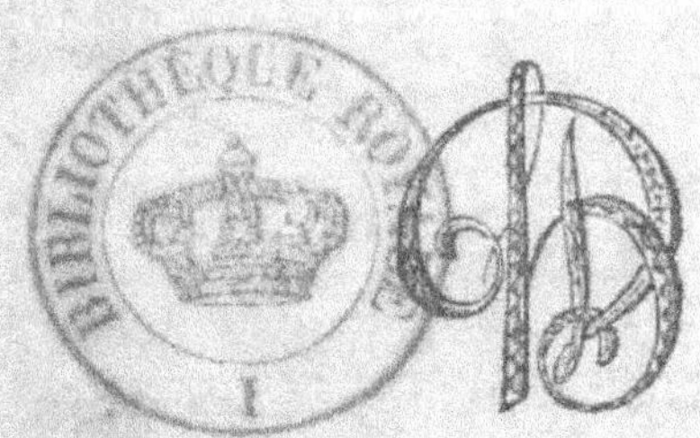

## A PARIS,

DE L'IMPRIMERIE DE MADAME HUZARD
(née VALLAT LA CHAPELLE),
rue de l'Éperon-Saint-André-des-Arts, N°. 7.

Juillet 1815.

# RAPPORT

*Sur le Concours des mémoires et observations*
*de médecine vétérinaire pratique.*

LE zèle de MM. les vétérinaires s'est soutenu,
malgré les circonstances qui ont empêché la
Société de faire mention de leurs travaux l'année
dernière ; et elle se félicite d'être toujours dé-
positaire des bienfaits du Gouvernement pour
l'encouragement de cette partie intéressante de
la pratique de l'agriculture.

1°. La Société a reçu un grand nombre de
mémoires manuscrits et imprimés sur l'épizootie contagieuse qui a détruit une partie des
bêtes à cornes de la France, dans la moitié de
ses départemens, depuis le 1er. janvier 1814.

Cette maladie n'ayant pas encore entièrement
cessé ses ravages, la Société craignant qu'elle
ne se renouvelle avec les chaleurs de la saison,
un de ses membres ayant été chargé par le
Gouvernement de parcourir les départemens
infectés, et d'indiquer les mesures propres à
s'opposer à son retour, la Société a cru devoir
reporter au concours de l'année prochaine le
compte qu'elle se propose de rendre des mé-

moires qui lui ont été adressés sur cette maladie, parmi lesquels elle se borne à signaler aujourd'hui ceux de MM. *Gohier* et *Grognier*, professeurs à l'École vétérinaire de Lyon; de M. *Bredin*, directeur de la même École; de MM. *Levrat*, *Coquet* père, *Anfrie*, *Roquancourt*, *Varin*, *Moutonnet* père et *Kautz*; ainsi que le travail particulier fait dans le département de la Seine, sur le même objet, par MM. *Dupuy* et *Jauze*, professeurs à l'École vétérinaire d'Alfort; et MM. *Mathieu*, *Coulbeaux* et *Huzard* fils, élèves de la même École; travail qui a été mis sous les yeux du Gouvernement, imprimé et répandu par ses soins.

2°. La Société a cru devoir également renvoyer au concours de 1816 plusieurs mémoires qui lui ont été adressés sur l'éducation et la propagation de quelques espèces d'animaux domestiques; non-seulement parce que plusieurs de ces mémoires lui ont paru susceptibles de développemens, mais encore parce que les auteurs eux-mêmes l'ont invitée à suspendre son jugement, pour pouvoir se livrer à un travail qu'ils ont jugé nécessaire.

3°. Elle a reçu trois ouvrages imprimés: le premier intitulé : *Mémoires et observations sur la chirurgie et la médecine vétérinaire,* par M. *Gohier.* Les mémoires contenus dans ce premier volume ont été la plupart adressés par l'auteur à la Société, qui l'a successivement récompensé par des médailles d'or et par le titre de son correspondant; le second et le troisième ouvrages sont de MM. *Leroi* et *Volpi,* professeurs à l'École vétérinaire de Milan, écrits en italien, et forment le commencement d'un travail auquel les auteurs se livrent : le premier, sur les épizooties; le second, sur la médecine et la chirurgie vétérinaire pratique. La Société, qui a déjà fait mention honorable des travaux de M. *Leroi,* dans sa séance publique de 1812, invite les auteurs à se hâter de terminer leurs ouvrages, destinés à devenir élémentaires, et qu'elle se propose de faire connoître alors d'une manière plus étendue.

4°. Outre les mémoires dont nous venons de parler, la Société en a reçu quarante-sept autres sur différentes parties de la médecine vétérinaire pratique, qui lui ont été adressés par vingt-trois vétérinaires attachés à différens corps de cavalerie ou fixés dans les départemens.

Elle s'est fait rendre un compte détaillé de chacun de ces mémoires par ses commissaires; ce compte, dont nous ne présentons aujourd'hui que le résultat, sera imprimé et distribué comme les années précédentes ; cette marche lui ayant paru un excellent moyen d'émulation. Elle a divisé ces mémoires en quatre classes.

*Première classe.* M. *Dhuimi*, vétérinaire à Troyes, département de l'Aube, a adressé quatre mémoires sur le vertige, sur la dysenterie des bêtes à cornes et à laine, sur une épizootie qui a régné sur les chevaux à Troyes en 1810, et sur l'ophthalmie et la cataracte.

M. *Cros*, professeur d'hippiatrique à l'école d'équitation de Lodi, dans le royaume d'Italie, dont la Société a déjà récompensé les travaux par une médaille d'or, dans sa séance publique de 1812, a envoyé une suite d'observations sur le traitement, avec succès, de la morve par le soufre et les saignées, suivant la méthode de M. *Collaine*.

M. *Poncet*, vétérinaire au 3e. régiment de hussards, a envoyé un mémoire sur les bons effets des purgatifs dans les affections catarrhales ; une observation sur le peu de succès qu'on peut espérer de la section du muscle coraco-cubital, dans la vue de redresser un cheval bouleté ; un mémoire sur les causes qui ont contribué à la perte d'un aussi grand nombre de chevaux pendant la dernière campagne, et sur les moyens de la prévenir ; et il promet à la Société de lui adresser des observations sur les plaies d'armes à feu. La Société a déjà fait mention honorable des travaux de M. *Poncet* dans sa séance publique de 1813.

M. *Barthelemy* jeune, vétérinaire au 9ᵉ. régiment de chevau-légers, a envoyé une bonne observation sur la danse de Saint-Guy dans le cheval, analogue à la même maladie dans le chien.

M. *Vallet*, vétérinaire à Gien, département du Loiret, a fait connoître les résultats avantageux qu'il a obtenus dans le traitement d'une épizootie charbonneuse, et sur-tout dans l'emploi des moyens préservatifs.

M. *Étienne Doussot*, vétérinaire à Bar-sur-Seine, département de l'Aube, a envoyé deux observations sur le traitement du vertige dans le cheval et dans le mouton par les saignées et les purgatifs.

S. Ex. le Ministre de l'intérieur a fait passer à la Société un mémoire de M. *Bassé*, vétérinaire à Châtillon-sur-Loing, département du Loiret, sur une épizootie charbonneuse, qui a régné en avril 1813 dans quelques communes limitrophes des départemens de l'Yonne et du Loiret.

M. *Forgues*, vétérinaire à Laon, département de l'Aisne, a envoyé une notice sur l'hydrophobie ; ce travail, dont le motif est extrêmement louable, est plus théorique que pratique.

M. *Fonrouge*, vétérinaire à Nevers, département de la Nièvre, a adressé une observation détaillée sur une péricardite, dont quelques bêtes à cornes ont péri en juin 1813, dans la commune du Bec-d'Allier, département du Cher, et que l'on regardoit comme l'hydrophobie.

MM. *Courbebaisse*, vétérinaire à Aurillac, département du Cantal ; *Gaugain*, alors vétérinaire au haras de Borculo, en Hollande, aujourd'hui au dépôt d'étalons à Arles ; *Durand*, vétérinaire au 20e. régiment de dragons, ont aussi adressé des observations. La Société s'empresse d'encourager ces travaux, qui en promettent de plus importans ; elle invite ces vétérinaires à continuer leur correspondance avec elle, et à être bien persuadés qu'elle se fera toujours un devoir de faire connoître et de récompenser leur zèle pour les progrès de l'art vétérinaire, d'une manière convenable.

*Deuxième classe.* M. *Jacquinot*, élève des Écoles vétérinaires de Lyon et d'Alfort, attaché au dépôt des remontes de la grande armée, en Allemagne, aujourd'hui à Corbeil, département de Seine et Oise, a adressé à la Société neuf mémoires sur différentes parties de la médecine et de la chirurgie vétérinaire : sur les maladies des chevaux aux armées, sur les maladies de poitrine, sur le vertige, l'esquinancie, les fractures, le tétanos, la rage, etc. Plusieurs de ses observations présentent de l'intérêt ; elles pèchent par une rédaction trop précipitée, qui laisse souvent à désirer. La Société a déjà eu occasion de faire mention des travaux de M. *Jacquinot*, dans sa séance publique de 1811.

M. *Mullon*, vétérinaire à Surgère, arrondissement de Rochefort, département de la Charente inférieure, a adressé à la Société plusieurs observations sur les fractures, sur les maux de garrot, et un aperçu sur les moyens d'accélérer l'amélioration des races de chevaux dans son pays. Il a joint au mémoire sur les fractures, le modèle de l'appareil dont il s'est servi pour la réduction. Dans sa dernière séance publique, la Société a déjà rendu compte des travaux de M. *Mullon*.

M. *Lherminier*, chimiste pharmacien à la Basse-Terre, île de la Guadeloupe, a adressé à la Société un mémoire très-détaillé et très-bien fait sur une épizootie charbonneuse très-meurtrière, qui a régné à la Capesterre, en 1812, sur les nègres et sur tous les animaux domestiques, et dont il est parvenu à arrêter les progrès. La Société a joint ce travail de M. *Lherminier* à un autre travail non moins intéressant, qu'elle récompensera dans cette séance.

Un *anonyme*, d'Auriac, département de la Corrèze, a adressé à la Société un mémoire avec cette épigraphe :

> *Morborum quoque te causas et signa docebo.*
> *Turpis oves tentat scabies.*
>
> Georg. Lib. III.

Il contient des observations intéressantes sur la diarrhée et sur la gale des moutons, ainsi que sur les bons effets du sel de verre dans ces cas. Ces observations méritent d'être connues et répétées.

*Troisième classe.* MM. *Crawfort, Huzard* fils et *Blanchard,* vétérinaires, élèves médecins à l'École d'Alfort, ont remis à la Société deux mémoires contenant l'exposé des opérations faites pour vacciner et claveliser les troupeaux de M. *de Choiseul-Praslin,* en 1812, et celui de M. *de la Fayette,* en 1814. Le Comité central de vaccine de Paris, sous les yeux duquel le premier de ces mémoires a été mis, en a déjà rendu un compte très-avantageux dans celui de ses travaux pour 1812. Les commissaires de la Société ont été d'avis que les expériences dont il est rendu compte dans ces mémoires, pouvoient servir d'exemple aux vétérinaires qui voudroient en tenter de semblables, et qu'elles méritoient les encouragemens de la Société.

M. *Cholet*, vétérinaire à Narbonne, département de l'Aude, a adressé une observation sur la perte d'une partie de l'œsophage dans une mule, qui néanmoins a continué à avaler sans difficulté après la guérison. MM. les professeurs de l'École vétérinaire de Lyon, auxquels M. *Cholet* avoit soumis cette opération, l'avoient jugée très-intéressante dans le compte rendu des travaux de l'École pour 1814; et c'est avec une véritable satisfaction que les commissaires de la Société ont été du même avis que MM. les professeurs.

Dans la séance publique de 1808, la Société avoit déjà fait une mention honorable d'une observation de M. *Cholet* sur une portion d'épi de maïs restée dans l'œsophage d'une mule, et chassée dans l'estomac par un moyen mécanique très-ingénieux.

*Quatrième classe.* Les travaux de *Réaumur,* de *Fabricius,* et de M. *Clarke,* vétérinaire anglais, sur l'insecte connu sous le nom d'*œstre,* et qui tourmente nos animaux domestiques de manière à en faire périr annuellement un grand nombre, ne laissent que peu à désirer. M. *Demoussy,* vétérinaire au haras de Pompadour, département de la Corrèze, et dont la Société a déjà encouragé les travaux dans ses séances publiques de 1809 et 1811, lui a adressé un mémoire sur deux variétés de l'œstre qui affectent particulièrement le cheval, l'*œstrus equi* et l'*œstrus hemorrhoïdalis.* Ce mémoire contient des détails intéressans, et ajoute aux connoissances acquises sur quelques points de l'histoire naturelle de ces variétés ; mais l'objet principal du mémoire de M. *Demoussy* étoit de considérer l'œstre relativement à son influence sur la santé des chevaux, et aux moyens de les en garantir, et cette partie du mémoire a paru aux commissaires traitée aussi bien qu'elle pouvoit l'être ; ils ont pensé que le mémoire de M. *Demoussy* méritoit d'être encouragé et devoit être publié.

Le même vétérinaire a fait remettre à la Société un autre mémoire sur une maladie de poitrine compliquée d'aphthes, qui a affecté les poulains du haras de Pompadour pendant l'hiver de 1813 à 1814, qui s'est montrée d'une manière épizootique, et qui étoit devenue contagieuse pour les hommes qui soignoient les animaux malades.

M. *Daudet*, vétérinaire au dépôt d'étalons à Arles, département des Bouches-du-Rhône, a envoyé six mémoires à la Société, sur la pourriture et sur les maladies des pieds dans les bêtes à laine, sur une affection nerveuse, une apoplexie séreuse, une maladie adynamique avec éruption, et sur quelques maladies vermineuses. Les commissaires de la Société, sans adopter entièrement toutes les opinions de l'auteur, sont d'avis que ses observations sont intéressantes, bien présentées, que plusieurs méritent d'être publiées pour l'avantage des propriétaires de bêtes à laine, et que M. *Daudet* doit être encouragé à continuer ses travaux.

M. *Barthelemy* aîné, vétérinaire au 3e. régiment de hussards, a aussi adressé à la Société sept mémoires et observations, sur une affection des yeux dans le cheval, sur la pommelière dans la vache, sur les accidens qui suivent l'opération de la castration, sur un anévrisme du corps caverneux de la verge dans un cheval, et sur un poulain monstrueux. Deux de ces mémoires contiennent des expériences faites sur la morve, en suivant le procédé indiqué par le professeur *Valdinger*, la poudre de charbon, et avec l'oxide d'antimoine hydro–sulfuré et la liqueur aurifique de *Rotrou*. La première méthode n'a été suivie d'aucun succès; la seconde a présenté quelques résultats plus certains, et mérite d'être suivie. Les observations et les expériences de M. *Barthelemy* annoncent un vétérinaire instruit et réservé dans ses jugemens; il a déjà obtenu une belle récompense de ses travaux; il a été nommé professeur, au concours, à l'École vétérinaire d'Alfort, à la fin de l'année 1813. La Société croit devoir l'encourager à continuer de lui faire part des nombreux faits de pratique qu'il a recueillis dans ses différentes campagnes militaires.

Outre les mémoires sur l'épizootie, M. *Grognier*, professeur à l'École vétérinaire de Lyon, a adressé à la Société plusieurs rapports et mémoires sur l'effet des remèdes dans les ruminans, et sur plusieurs autres parties de l'art vétérinaire et de l'économie rurale; M. *Grognier* est secrétaire de la Société d'Agriculture de Lyon; et sa correspondance très–active avec notre Société ne peut être qu'avantageuse à la science dont il s'occupe et aux élèves auxquels il la professe.

*Résumé.*

La Société, d'après le rapport de ses commissaires, fait une mention honorable des mémoires de MM. *Jacquinot*, *Mullon*, et d'un *anonyme*;

Elle accorde une médaille d'argent, à titre d'encouragement, à MM. *Crawfort*, *Huzard* fils, *Blanchard* et *Cholet*;

Elle décerne une médaille d'or, comme récompense de leurs travaux, à MM. *Demoussy*, *Daudet* et *Barthelemy* aîné;

Elle a nommé M. *Grognier* son correspondant à Lyon.

---

# PROGRAMME DU CONCOURS

*Pour des Observations de Médecine vétérinaire.*

La vétérinaire est trop liée à l'agriculture, pour que tout ce qui a rapport à la première n'intéresse pas vivement la seconde.

C'est principalement contre les maladies des animaux domestiques qu'elle est d'une grande utilité. On ne peut mettre en doute les services que les Écoles vétérinaires ont rendus sous ce rapport depuis leur institution en 1762, et ceux qu'elles peuvent rendre encore, sur-tout contre les épizooties, qui se développent et font souvent d'affreux ravages avant qu'il soit possible d'y opposer des secours certains.

La Société a senti combien il étoit important au bien-être des campagnes que les vétérinaires devinssent ses correspondans naturels et nécessaires; elle a cru devoir appeler l'attention des nombreux élèves sortis des Écoles, sur le bien qu'ils peuvent faire, et leur demander, pour ainsi dire, compte de celui qu'ils ont fait isolé-

ment, pour en faire jouir leurs concitoyens.
Les véritables fonctions de ces hommes utiles
ne consistent pas seulement à guérir : celui qui
guérit mérite la reconnoissance particulière ;
mais il ne remplit qu'une partie de ses devoirs,
et il la remplit mal, si la dépense que la guérison a nécessitée n'est pas proportionnée à la va-
leur des animaux malades, et aux facultés des
propriétaires. Celui qui, par des mesures, soit
médicinales, soit administratives, soit de police,
aussi simples que prises à propos ; par un traitement peu dispendieux, par de bons conseils,
est parvenu à détruire, arrêter ou prévenir un
de ces fléaux dévastateurs de nos troupeaux, a
rendu de bien plus grands services à son pays,
et mérite la reconnoissance générale.

Il est encore un point de contact entre l'agriculture et l'art vétérinaire : si la première four-
nit les animaux au commerce, au luxe et aux
armées, le second les lui rend, après les avoir
guéris, pour achever leur rétablissement ; et
c'est au sein des campagnes d'où ils sont sortis
qu'ils retrouvent encore la santé et la vie.

Les maladies dont les animaux sont affectés
aux armées et dans les garnisons, les plaies
d'armes à feu entrent, sous ce double rapport,
dans le plan de la Société. On a déjà observé

que la France ne possédoit encore rien sur cette partie importante de la médecine vétérinaire, tandis que nos voisins, dont les Écoles ont été formées su  le modèle des nôtres, comptent déjà plusieurs ouvrages sur la médecine et la chirurgie vétérinaire militaire.

Pour remplir les vues de la Société, elle désire que les vétérinaires lui adressent les observations de pratique qu'ils auront été à portée de faire dans les campagnes comme dans les armées, et qui présenteront des résultats avantageux aux progrès de la science ; elle les invite à ne pas négliger les renseignemens importans à recueillir par l'ouverture des animaux morts, lorsqu'elle pourra être faite sans danger, et sur-tout à indiquer les suites que présentent souvent les maladies, suites qui sont négligées par le plus grand nombre des observateurs.

Elle désire aussi que ces observations soient revêtues, non-seulement de l'approbation des propriétaires, mais encore de celle des Autorités locales, et, quand les objets en seront susceptibles, de celle de MM. les Préfets et chefs de corps, seuls en état de juger des services rendus par les vétérinaires dans leurs départemens respectifs. Ce ne sont point des mémoires académiques que demande la Société ; elle doit le répéter, ce sont des observations, des faits de pratique, et ils seront examinés scrupuleusement par les commissaires.

La Société distribuera, dans sa séance publique de chaque année, des médailles d'or ou d'argent à ceux de MM. les vétérinaires qui lui adresseront les meilleures observations, considérées sous le double rapport de l'économie et des progrès de la science.

Elles seront reçues jusqu'au 1er. mars de chaque année.

Les auteurs peuvent mettre leurs noms à leurs écrits.

Les mémoires seront adressés, francs de port, ou sous le couvert de S. Ex. le Ministre Secrétaire d'État de l'intérieur, à l'une des adresses suivantes :

A M. SILVESTRE, secrétaire perpétuel de la Société royale et centrale d'Agriculture, au Ministère de l'intérieur ; ou à M. HUZARD, inspecteur général des Écoles royales vétérinaires, à Paris.